આયુર્વેદ

મિહિર જાગૃતિ વોરા

આ પુસ્તક હું મારા માતા પિતા , મોટા ભાઈ ભાભી અને નાની પ્રિય ભત્રીજી ને અર્પણ કરું છું .

સામગ્રી

પ્રસ્તાવના

આ પુસ્તક માં મારા આજકાલ દૈનિક માં આવેલા મારી કોલમ એક નઝર ના લેખ છે .૨૦૦૫ થી ૨૦૧૮ સુધી મારા લેખ આ કોલમ માં આવ્યા હતા.

સ્વીકૃતિઓ

આ પુસ્તક માં મારા આજકાલ દૈનિક માં આવેલા મારી કોલમ એક નઝર ના લેખ છે આ માટે હું આજકાલ દૈનિક ના મેનેજમેન્ટ , તંત્રી , ટ્રસ્ટી અને તમામ પત્રકાર અને સ્ટાફ નો આભાર માનું છું .૨૦૦૫ થી ૨૦૧૮ સુધી મારા લેખ આ કોલમ માં આવ્યા હતા.

આ પુસ્તક માટે મેં વિવિધ લેખ આધારિત માહિતી વિકિપીડિયા ,લેખ ને લાગતા આવેલા વિવિધ અખબારી અહેવાલ અને જે તે લેખક ના લેખ ના સંદર્ભો નો સહારો લીધો છે તે સૌ નો હું આભાર માનું છું .

અનુક્રમણિકા

૧

આયુર્વેદ

આયુર્વેદ કોરોનાએ ફરી પ્રકાશમાં આણેલી પ્રાચીન ચિકિત્સાપદ્ધતિ છે.ભારતીય ઉપખંડમાં થતી હજારો પ્રકારની ઔષધીય વનસ્પતિઓનો ઉલ્લેખ 'ચરકસંહિતા'માં તેમજ 'સુશ્રુતસંહિતા'માં કરાયો છે. કયા રોગ પર કઈ ઔષધિ કેવી રીતે અજમાવવી તેનો પણ નિર્દેશ તે ગ્રંથોમાં છે.

ત્રણેક દાયકા પહેલાંની વાત છે. તત્કાલીન વડા પ્રધાન નરસિંહ રાવે ભારતના અર્થતંત્ર માટે ઉદાર આર્થિક નીતિનું મોડલ અપનાવ્યાને જૂજ વર્ષ વીત્યાં હતાં. કેટલીક પરદેશી કંપનીઓએ ભારતમાં તેમનો કારોબાર શરૂ કરી દીધો હતો; બીજી કેટલીક તૈયારીમાં હતી.

વૈશ્વિક બજાર માટે ભારતે દ્વાર ખોલ્યાં તેનાં સારાં પરિણામો આવ્યાં તેમ આડઅસરો પણ જોવા મળી. ઉદાહરણ તરીકે યુરોપ-અમેરિકાની અગ્રણી ફાર્માસ્યુટિકલ કંપનીઓએ હળદર, કડવો લીમડો, હરડે, કુંવારપાઠું, સર્પગંધા, બ્રાહ્મી જેવી ઔષધીય વનસ્પતિઓ પર પોતાના પેટન્ટ હક્કો જમાવી દીધા.

દવાઓનું મોટા પાયે ઉત્પાદન કરતી એક યુરોપિયન કંપનીએ બ્રાહ્મી નામની વનસ્પતિને પેટન્ટ વડે પોતાની ખાનગી જાગીર જાહેર કરી દીધી.

આ સ્થિતિ ભારત માટે ખતરનાક હતી, કેમ કે હળદરથી લઈને બ્રાહ્મી જેવી ઔષધીય વનસ્પતિઓ પર જેના પેટન્ટ હક્કો હોય તેના સિવાય બીજું કોઈ તેમનો ઉપયોગ કરી શકે નહિ.

આ સ્થિતિ ભારત માટે શરમજનક પણ હતી, કેમ કે હળદર, કડવો લીમડો, હરડે, બ્રાહ્મી જેવી આયુર્વેદિક વનસ્પતિઓના ગુણ તથા તેમના તબીબી ઉપયોગોની જાણકારી ભારતે આયુર્વેદ થકી જગતને આપી હતી.

તત્કાલીન સરકારનું કે પરદેશી ફાર્મા કંપનીઓ સામે કાનૂની જંગ છેડીને અણીના મોકે દેશની આબરુ બચાવી લીધી. અદાલતી ખટલો દસ વર્ષ ચાલ્યો અને તેને ચાલુ રાખવામાં આપણને 50,00,000 ડોલરનો માતબર ખર્ચ પણ થયો. પરંતુ આખરે નાણાં ઊગી નીકળ્યાં. વિદેશી ફાર્મા કંપનીઓએ ભારતીય જડીબુટ્ટીઓ પર માંડેલા એકહથ્થુ

પેટન્ટ હક્કોને અદાલતે ગેરમાન્ય ઠરાવ્યા.

આજે સ્થિતિ શી છે? કંઈક આવીઃ હળદર, કડવો લીમડો, હરડે, સર્પગંધા, બ્રાહ્મી જેવી ભારતીય જડીબુટ્ટીઓના ઔષધીય ગુણો પામી ચૂકેલી પરદેશી દવા ઉત્પાદક કંપનીઓ આજે તે ગુણોના આધારે વિવિધ કિસમની ઔષધો બનાવીને ધૂમ કમાણી કરે છે.

આંતરરાષ્ટ્રીય બજારમાં વેચાતી એક દવાનું નામ સર્પેન્ટિના છે. હાઈ બ્લડ પ્રેશરના પેશન્ટનું રક્તદાબ તે દવા કાબૂમાં રાખે છે. સર્પેન્ટિનાનું મૂળ અને મુખ્ય ઔષધીય ઘટક સર્પગંધા છે, જેના તબીબી ગુણધર્મો આજથી હજારો વર્ષ પહેલાં આપણા આયુર્વેદાચાર્યોએ શોધી કાઢ્યા હતા.

બીજું ઉદાહરણઃ અનેક દેશોમાં બાકોપા નામ હેઠળ યાદશક્તિ વધારવાની દવાનું ધૂમ વેચાણ થાય છે. આલ્ઝાઇમર્સના દરદીઓ માટે બાકોપા લાભદાયી સાબિત થતી હોવાનું સાબિત થયું છે. આ દવા બને છે શેમાંથી? બ્રાહ્મી નામની ઔષધીય વનસ્પતિમાંથી, જેનો પણ આયુર્વેદમાં ઉલ્લેખ છે.

આયુર્વેદ જગતનું સૌથી પ્રાચીન તબીબીવિજ્ઞાન છે, જેનું પ્રાગટ્ય લગભગ 8,000 વર્ષ પહેલાં વેદકાળમાં થયું હોવાનું કહેવાય છે.

પુરાણકથા અનુસાર સૃષ્ટિના સર્જક બ્રહ્માજી જ્યારે મૃત્યુલોકમાં અનેક વ્યાધિઓથી પીડાતા માનવીનું દુઃખ જોઈને વ્યથિત થયા ત્યારે તેમણે પોતાના માનસપુત્ર દક્ષને આયુર્વિજ્ઞાનનું મૌખિક જ્ઞાન આપ્યું. દક્ષે તે જ્ઞાન સૂર્યપુત્ર અશ્વિનીકુમારોને કહી સંભળાવ્યું અને તેમણે ધન્વંતરી તથા ભારદ્વાજ નામના ઋષિઓ મારફત આયુર્વેદને મૃત્યુલોક સુધી પહોંચાડ્યું.

પુરાણકથાના પુરાવા હોય નહિ, એટલે તેની વાત અહીં પૂરતી બાજુએ મૂકી નક્કર તથ્યોને ચર્ચાના ફોકસમાં રાખીએ. આ પ્રાચીન તબીબીવિજ્ઞાન સમજાવતો સૌથી પ્રાચીન ગ્રંથ આયુર્વેદાચાર્ય ચરકે ઈ.સ. પૂર્વે 1500માં સંકલિત કરેલો 'ચરકસંહિતા' છે.

માનવશરીરની જૈવિક રચનાનું અત્યંત બારીકીભર્યું વિવરણ ચરકે તેમાં સંસ્કૃતના શ્લોકરૂપે કર્યું છે. શરીરને લાગુ પડતા રોગો વિશે તથા તેમના ઉપચારો વિશે પણ 'ચરકસંહિતા'માં વિવરણ છે. માનો યા ન માનો જેવી લાગે તેવી વાત કે આજે દુનિયાના કરોડો લોકોને પરેશાન કરતી મધુપ્રમેહ તેમજ સંધિવા જેવી વ્યાધિઓનો સૌ પ્રથમ ઉલ્લેખ 'ચરકસંહિતા'માં મળે છે.

સાડા ત્રણ હજાર વર્ષ પહેલાં ભારતભૂમિ પર થયેલા મહર્ષિ સુશ્રુત જગતના સૌ પહેલા સર્જન એટલે કે શલ્યચિકિત્સક હતા. સુશ્રુતે લખેલા 'સુશ્રુતસંહિતા' ગ્રંથમાં વિવિધ સર્જરી જેમ કે સારણગાંઠ, આંખનો મોતિયો, પ્લાસ્ટિક સર્જરી વિશે ઊંડાણપૂર્વક વિવરણ કરવામાં આવ્યું છે.

આ ગ્રંથમાં હાડકાં, સાંધા, જ્ઞાનતંતુઓ, હૃદય, રક્તવાહિનીઓ તેમજ તેમાં થતું રુધિરાભિસરણ વગેરેનું બારીકીભર્યું વિવરણ છે.

આંખને લગતી કુલ ૨૨ જાતની તકલીફોનો અને તેમના ઉપચારોનો ઉલ્લેખ 'સુશ્રુતસંહિતા'માં જોવા મળે છે. વિવિધ આકારના ઓજારો વડે મોતિયાનું ઓપરેશન

કરનાર જગતના પહેલવહેલા તબીબ હોય તો એ સુશ્રુત! ઉપરાંત કાન, નાક, ગળાને લગતી તકલીફોનો ઉપાય સૂચવવામાં પણ સુશ્રુત પહેલા હતા.

અકસ્માતે અથવા તો રણભૂમિમાં તૂટેલા નાક અને કાન જેવા અંગોને પ્લાસ્ટિક સર્જરી વડે ફરી સાજાસમાં બનાવી દેવામાં સુશ્રુતની પારંગતતા હતી.

મહર્ષિ ચરકે તથા મહર્ષિ સુશ્રુતે આયુર્વેદ વિશેનું જે જ્ઞાન ગ્રંથસ્થ કર્યું તેના આધારે ઈ.સ. રજી સદીમાં મૂળ આંધ્ર પ્રદેશના રહેવાસી અને બૌદ્ધ ધર્મ અંગીકાર કરનાર નાગાર્જુને રસશાસ્ત્ર તૈયાર કર્યું. સીસું, પારો અને સલ્ફર જેવા ભારે તત્ત્વોનો પ્રમાણસર ઉપયોગ કરી તેમને ઔષધીય ઉપયોગમાં શી રીતે લેવા તેનું જ્ઞાન નાગાર્જુને રસશાસ્ત્ર વડે આપ્યું.

બૌદ્ધ ધર્મના પ્રચારકો મારફત આયુર્વેદ સૌ પહેલાં તિબેટ, ત્યાંથી ચીન અને છેવટે ગ્રીસ, રોમ અને પર્શિયા જેવા પશ્ચિમી દેશો સુધી ફેલાયું. વખત જતાં એ દેશોના વિદ્યાર્થીઓ આયુર્વેદનો અભ્યાસ કરવા તક્ષશિલા, નાલન્દા, ઉજ્જૈન, મિથિલા અને વારાણસીનાં ઉચ્ચ વિદ્યાલયોમાં આવવા લાગ્યા. આઠમી સદી સુધીમાં તો ભારતના આયુર્વેદની ખ્યાતિ એટલી ફેલાઈ ચૂકી હતી કે આપણા વૈદ્યરાજાને બગદાદ ના તબીબી સારવાર કેન્દ્રોમાં તેડાવવામાં આવતા હતા.

ઓગણીસમી સદી લગી ભારતમાં આયુર્વેદનો સુવર્ણકાળ રહ્યો. પરંતુ મોડર્ન મેડિકલ સાયન્સને પાંખો ફૂટવા લાગી અને અંગ્રેજો મારફત પશ્ચિમનું તબીબીવિજ્ઞાનની બ્રિટિશહિંદમાં આવ્યું ત્યાર પછી સ્થિતિમાં બદલાવ આવ્યો.

પ્રાચીન આયુર્વેદના મુકાબલે અર્વાચીન મેડિકલ સાયન્સ રોગ પર ત્વરિત અસર જન્માવતું હતું, એટલે ઝડપભેર સ્વીકૃતિ પામવા લાગ્યું. વીસમી સદીના ઉત્તરાર્ધ પછી તો પશ્ચિમી તબીબીવિજ્ઞાને એટલી અસાધારણ પ્રગતિ સાધી કે આયુર્વેદ સાવ બેકગ્રાઉન્ડમાં સરી ગયું.

કોવિડ-19 સામે લડત આપવામાં મોડર્ન મેડિકલ સાયન્સની મર્યાદા આવી છે ત્યારે આયુર્વેદને યાદ કર્યું છે. ગળો, અશ્વગંધા, જેઠીમધ તથા તુલસી જેવી આયુર્વેદિક જડીબુટ્ટીઓ કોવિડ-19ના દરદીઓ પર અજમાવવાના તબીબી પ્રયોગોને આયુષ મંત્રાલયે મંજૂરી આપી દીધી છે.

તુલસી, ગળો, અશ્વગંધા તથા જેઠીમધમાં કયા ઔષધીય ગુણો છે જે કોવિડ-19ના દરદીને રાહત આપી શકે? તુલસી તો જાણે કફ-પિત્ત શામક હોવાનું સૌ જાણે છે, એટલે અન્ય ત્રણ ઔષધીની વાત કરીએ.

ગળોઃ વનસ્પતિશાસ્ત્રમાં ગળોનાં ગિલોય, ગડૂચી, ગુંળવેલ, ગરુડવેલ, ગુલંચ જેવાં નામો છે. સંસ્કૃતમાં તેને 'અમૃતા' તરીકે ઓળખવામાં આવે છે .

અને તાવ, રક્તવિકાર, કમળો, મધુપ્રમેહ , ખાંસી, કફ, કોઢ, કૃમિ, ખરજવું, મેદ , દાહ , ઊલટી, શ્વાસની તકલીફ, હરસમસા જેવી અનેકવિધ વ્યાધિઓનું શમન તેમજ નિવારણ કરવાનો ગળોમાં રહેલો ગુણ જોતાં તેને અમૃત ગણો તો ખોટું પણ નથી. બાય ધ વે, આયુર્વેદમાં ગળોના નહિ નહિ તોય ૫૪ ઉપયોગ સૂચવવામાં આવ્યા છે, જેમાંનો એક સર્પદંશથી શરીરમાં ફેલાયેલા વિષના મારણ તરીકેનો પણ ખરો!

સામાન્ય રીતે બે નોખી શારીરિક સમસ્યા પર એક જ ઔષધ કામમાં ન આવે. ગળો તેમાં અપવાદ છે. અટકી અટકીને પેશાબ થવાની મૂત્રકૃચ્છ્ર નામની વ્યાધિના દરદી માટે ગળો 'વોટ અ રિલીફ' સાબિત થાય છે. '

જી તરફ દર થોડી થોડી વારે પેશાબ માટે જણે જવું પડતું હોય તેવા પેશન્ટના 'આંટાફેરા' ગળો ઘટાડી આપે છે. દવા એક, પણ ઇલાજ બે—અને પાછાં બન્ને એકમેકથી વેગળા! આને તબીબી ચમત્કાર જ ગણવો રહ્યો.

કોવિડ-19ના દરદીએ કફ, ખાંસી, શ્વાસની તકલીફ, ફેફસાંમાં સોજો, તાવ, અશક્તિ જેવી સમસ્યાઓનો સામનો કરવો પડતો હોય છે. ગળો એ તમામને વધુઓછા અંશે કાબૂમાં રાખવામાં મદદરૂપ બને છે. ગળોમાં રહેલા આલ્કલોઇડ્સ એન્ટિ-વાઇરલનું કામ આપી વિષાણુનો ચેપ અટકાવે છે.

શરીરમાં કોરોના જેવા વિષાણુનો પ્રવેશ થાય ત્યારે મેક્રોફેજ તરીકે ઓળખાતા કોષોનું લશ્કર વિષાણુને ભરખી જવા ધસી જાય છે. મેક્રોફેજ કોષોનું ઉત્પાદન હાડકાંની મજ્જામાં થાય—અને ગળોનું ગ્લાઇકોસાઇડ તે ઉત્પાદન વધારવામાં સહાયભૂત બને છે. મેક્રોફેજ જેટલાં વધુ, વિષાણુનો ખાતમો એટલો વ્યાપક એ તો બટ નેચરલ છે.

અશ્વગંધા અથવા આસુંદ આ આયુર્વેદિક ઔષધીના છોડ પશ્ચિમ ઘાટમાં વિશેષ જોવા મળે છે. અશ્વગંધાના છોડ નજીક જતાં ઘોડાના શરીરમાંથી આવે તેવી ગંધનો અનુભવ થાય છે. કદાચ એટલે જ છોડનું નામકરણ અશ્વગંધા થયું હશે.

અશ્વગંધાનાં મૂળિયાંમાં ઔષધીય ગુણ છે. જેમ કે, અશ્વગંધાનું સેવન શરીરમાં અશ્વ જેવી શક્તિનો સંચાર કરે છે. માનવશરીરમાં ૩૦,૦૦૦ અબજ કોષોને જીવંત રહેવા માટે એડેનોસાઇન ટ્રાઇફોસ્ફેટ ઊર્જાનો ખપ પડે. ઊર્જા ક્યારે અને કેટલી માત્રામાં મળે તેનો આધાર માઇટીકોન્ડ્રિયલ નામના પ્રોટીન પર છે,

જેનું કામ શરીરને મળેલી ખોરાકરૂપી કેલરીનું ATPમાં રૂપાંતરણનું છે. અશ્વગંધા માઇટીકોન્ડ્રિયલની કાર્યક્ષમતા વધારે છે, એટલે તે પ્રોટીન નોર્મલ કરતાં જરા વધુ ATP રિલીઝ કરી શરીરને જોમ-શક્તિનો બૂસ્ટર ડોઝ આપે છે. આ ચમત્કારિક ગુણને કારણે આયુર્વેદે અશ્વગંધાને 'મહાઔષધ'નો ખિતાબ આપ્યો છે.

કોવિડ-19ના દરદીની શારીરિક શક્તિ નબળી પડી જતી હોય એ સંજોગોમાં અશ્વગંધા તેના માટે ઊર્જાનું પાવરહાઉસ સાબિત થઈ શકે છે. ઊંચું રક્તદાબ, મધુપ્રમેહ, ચિંતા, સ્નાયુના સોજો તેમજ દુખાવો જેવી તકલીફોના નિવારણમાં પણ અશ્વગંધા ઉપયોગી હોવાનું જણાયું છે.

યષ્ટિમધુ અથવા જેઠીમધઃ ગળાનો સોજો, ખાંસી તથા કફ પર જેઠીમધ અકસીર દવા છે. કોવિડ-19ની નહારી અસર સૌ પહેલાં શ્વસનતંત્ર પર થાય, કેમ કે નાક તથા મુખ વાટે પ્રવેશેલા કોરોના વિષાણુ ત્યાં અડ્ડો જમાવતા હોય છે.

ગળાના તેમજ શ્વાસનળીની આંતરત્વચાના સ્નાયુકોષોમાં વિષાણુ તોડફોડ મચાવે, એટલે ત્યાં બળતરા થાય. જેઠીમધમાં રહેલું ગ્લિસરીઝીન નામનું તત્ત્વ બળતરાનું શમન કરે છે એટલું જ નહિ, પણ ફેફસાંમાં ભરાયેલા ઘટ્ટ, ચીકણા કફને પાતળો કરી તેને બહાર

કાઢવામાં સહાયભૂત બને છે.

શરીરને વાઇરસનો ચેપ લાગે ત્યારે રોગપ્રતિકારક તંત્ર ટી-સેલ્સ પ્રકારનાં કોષો ઉત્પન્ન કરે એ જાણીતી વાત છે. આ કોષો દ્વારા બનતું ઇન્ટરફેરોન દ્રવ્ય વિષાણુ નાશક છે.

જેઠીમધનું ગ્લિસરીઝીન ટી-સેલ્સ કોષોને ઇન્ટરફેરોનનું પ્રોડક્શન વધારવા માટે ઉત્તેજિત કરે છે. કોવિડ-19ના કેટલાક દરદીઓના યકૃત પર વિષાણુની નઠારી અસરો જોવા મળી છે.

આવા કેસમાં જેઠીમધનું ફ્લેવોનાઇડ્ઝ સત્વ યકૃતની આંતરિક દીવાલને સુરક્ષિત રાખવાની ક્ષમતા ધરાવે છે. યષ્ટિમધુક, કલિતક, કલિતન, મધૂલિકા, મધુવલ્લી, મધુયષ્ટિ જેવાં વિવિધ નામે ઓળખાતા જેઠીમધના બીજા તો ઘણા તબીબી ઉપયોગ છે.

લગભગ ૫૦૦૦ વર્ષ પહેલાં ભારતની પ્રાચીન ભૂમિમાં વિકસેલ, આયુર્વેદ, જીવનનું વિજ્ઞાન અને લાંબી આવરદા, વિશ્વમાં સૌથી જૂનું આરોગ્ય સંભાળ તંત્ર છે અને તે દવા તથા તત્ત્વજ્ઞાનના ગહન વિચારોને સંયોજે છે.

પ્રાચીન સમયથી આયુર્વેદ સમગ્ર વિશ્વમાં માનવમાં સંપૂર્ણ શારીરિક, માનસિક અને આધ્યાત્મિક વિકાસ માટે ઉભું છે. આજે, તે દવાની અદ્વિતીય, અનિવાર્ય શાખા છે, એક સંપૂર્ણ પ્રાકૃતિક તંત્ર છે.

જે યોગ્ય સંતુલન હાંસિલ કરવ માટે તમારા શરીરના રસો - વાત, પિત્ત અને કફના નિદાન પર આધાર રાખે છે. કેરલા આયુર્વેદની સતત પરંપરા ધરાવે છે જેણે બંને વિદેશી તથા દેશી એમ ઘણા આક્રમણ અને અતિક્રમણને પાર કર્યું છે.

સેંકડો વર્ષોથી કેરલામાં દરેક પ્રકારના રોગોથી સાજા થવામાં આયુર્વેદ વૈદ્ય માત્ર ઉપાય હતાં. વૈદ્યના સુપ્રસિદ્ધ આંઠ કુટુંબો અને તેમના વારિસો સદીઓથી સમગ્ર રાજ્યની સારવાર કરે છે.

ભારતમાં અન્ય રાજ્યોમાં આયુર્વેદની સ્થિતિ કેરલામાં જેવી છે તેવી નથી પરંતુ તે મુખ્ય પ્રવાહમાં છે. હકીકતમાં, આજે, ભારતમાં કેરલા એક માત્ર રાજ્ય છે જે સંપૂર્ણપણે સમર્પિતતા સાથે દવાના આ તંત્રનો વ્યવસાય કરે છે.

લોકો માટે સારવારનો એક માત્ર વિકલ્પ હોવાથી, કેરલાના વૈદ્યારને આયુર્વેદના સિદ્ધાંતોના અર્થઘટનને પડકાર આપ્યો હતો અને દરરોજના જીવનમાં અસરકારક સાજા થવાના તંત્રમાં તેમને સક્રિયપણે અપનાવ્યાં હતાં.

આથી આયુર્વેદની તમામ સમકાલીન કાર્યવાહીઓ અને પ્રોટોકોલ્સ કેરલામાં અને તેની આજુબાજુ વિકસિત થયાં છે.

એક સમાન વાતાવરણ, વિપુલ પ્રમાણમાં કુદરતી જંગલો અને યોગ્ય ચોમાસું આયુર્વેદના રોગ નિવારક અને સ્વાસ્થ્યપ્રદ પેકેજીસ માટે શ્રેષ્ઠ રીતે અનૂકુળ છે. પૃથ્વી પરના થોડાક સ્થળો પૈકી કેરલા એક એવું છે.

જેનું તાપમાન સતત વરસાદના સમયગાળા દરમિયાન ૨૪-૨૮ ડિગ્રી જળવાઇ રહે છે. હવામાં અને ત્વચાની સપાટી પર આ પ્રવર્તમાન ભેજ, તેની ક્ષમતાના સૌથી ઉંચા સ્તરે

કાર્ય કરવા કુદરતી દવાઓ માટે આદર્શ સ્થળ છે.

ભૂમિ અસંખ્ય દવાની વનસ્પતિઓથી પણ સમૃદ્ધ છે અને અસરકારક સારવારની કાર્યવાહીઓ માટે જરૂરી આયુર્વેદ દવાઓની સાતત્યતા અને સુસંગતતા પૂરી પાડે છે.

સમાન ક્ષમતા સાથેના સમાન હર્બ દર વર્ષે દરેક મોસમમાં અહીં ઉપલબ્ધ હોય છે. અલગ બંધારણ ધરાવતી ભૂમિના સ્થળોની સરખામણીમાં કેરલાની ભૂમિમાં સમૃદ્ધ આલ્કાલોડ ઘટકતત્ત્વ, ઘણી આયુર્વેદિક દવાઓની તીવ્રતા અને ક્ષમતાને વધારે છે.

ઋષિ વેગબતા દ્વારા સંકલિત અષ્ટેન્ગહ્રિદયમ, આયુર્વેદનું વ્યવહારુ, વપરાશકર્તાને મૈત્રીપૂર્ણ અર્થઘટન, વિશ્વમાં કોઇપણ સ્થળે ભાગ્યે જ ઉપયોગમાં લેવાય છે કેમ કે તે વ્યાપકપણે માત્ર કેરલામાં જ કરાય છે.

કરલાના વૈદ્યાર આયુર્વેદના આ સમકાલીન ગ્રંથમાં અત્યંત નિપુણ હોય છે જેમાંના ઘણાં વિદ્વાનો આયુર્વેદના સંશોધકો ચરક અને સુશ્રુતાના અગાઉની સંહિતામાં બહુ આગળ વધેલા ગણાય છે. તે કેરલામાં છે કે કાશ્ય ચિકિત્સા ધોરણસરનું પ્રોટોકોલ બન્યું છે.

જેમાં હજારો કાશ્યામ્સનો સમાવેશ થાય છે જેને જરૂરી વિવિધ સારવાર પ્રમાણે વૈજ્ઞાનિક રીતે વર્ગીકૃત અને સંગઠિત કર્યું હતું. કેરલાના વૈદ્યાર સૌ પ્રથમ અભ્યાન્ગમના એન્ટિ ઓક્સિડેન્ટના ગુણધર્મી પર ધ્યાન કેન્દ્રિત કરતાં હતાં

જે કિઝિની પ્રચુરતા તરફ લઇ જતાં હતાં. વિશ્વમાં કોઇપણ સ્થળની સરખામણીમાં સૌથી વધુ સંખ્યામાં આયુર્વેદ કોલેજો અને સૌથી વધુ સંખ્યામાં પ્રેક્ટિશ્નરથી કેરલામાં વૈજ્ઞાનિક રીતે આયુર્વેદ સંશોધનની પરંપરા તરફ લઇ ગયું છે.

આયુર્વેદ એ માત્ર આરોગ્ય સંભાળ તંત્ર નથી પરંતુ તે કેરલામાં જીવનનો જીવનના દરેક પાસાનો એક ભાગ છે અને હિસ્સો છે. લકવાગ્રસ્ત લોકો ચાલે છે, મટી ના શક્તા હોય તેવા રોગો મટે છે વગેરે જેવા ચમત્કારો આજે પણ થાય છે જેથી કેરલાના વૈદ્યાર માટે આજે પણ માન અને આદર છે.

આયુર્વેદ શિક્ષણ : 'ચરકસંહિતા'ના સમયથી અધ્યયન-અધ્યાપન અંગે વિસ્તૃત ઉલ્લેખો મળે છે. શાસ્ત્રપરીક્ષા, ગુરુપરીક્ષા, શિષ્યપરીક્ષા, શિષ્યોપનયન વગેરે બાબતોનું વર્ણન આયુર્વેદ વાઙ્મયમાં મળે છે. શાસ્ત્રચર્ચાપરિષદ, તદ્વિદ્સંભાષા, વિગ્રહ સંભાષા, પારિભાષિક શબ્દો વગેરેનો વિચાર થયેલો છે.

આત્રેયથી માંડી આજ દિન સુધી પિતા-પુત્ર અને ગુરુ-શિષ્યની પરંપરા દ્વારા આયુર્વેદ ટકી રહેલ છે. પછી ગુરુકુલ-પદ્ધતિ શરૂ થતાં એક ગુરુ અને અનેક શિષ્યોવાળા વિદ્યાલયની પ્રથા અસ્તિત્વમાં આવી. છેલ્લે વિશ્વવિદ્યાલય-પદ્ધતિમાં એક શિક્ષણ-સંસ્થામાં અનેક ગુરુઓવાળી વ્યવસ્થા જન્મી.

પ્રાગૈતિહાસિક કાળમાં પહેલી બે પદ્ધતિઓ હતી. આત્રેયના શિષ્યોની પરંપરા, ધન્વંતરિના શિષ્યોની પરંપરા, કશ્યપના શિષ્યોની પરંપરા પ્રસિદ્ધ છે. આધુનિક કાળમાં પણ કવિરાજ ગંગાધર સેનના શિષ્યો કારણચંદ્ર ચકવતી, યોગીન્દ્રનાથ સેન વગેરે પ્રસિદ્ધ વૈદ્યો થયા છે.

પિતા દ્વારા પુત્રને શિક્ષણ મળે તેને ગુપ્તકાળમાં 'આપ્ત' અથવા 'મૌલી' ભિષક્ કહેવામાં આવતું હતું.

પ્રાચીન કાળમાં ગુરુકુલ અને વિશ્વવિદ્યાલય-પદ્ધતિ પણ અસ્તિત્વમાં હતી. ભારતના વાયવ્ય પ્રાંતમાં તક્ષશિલા નામક મહાન વિશ્વવિદ્યાલય હતું (ઈ. સ. પૂ. 7મી સદી). પ્રસિદ્ધ વૈદ્ય જીવકે ત્યાં 7 વર્ષ અધ્યયન કરેલું. તેના ગુરુ ભિક્ષુ આત્રેય હતા. બીજું વિશ્વવિદ્યાલય મગધમાં નાલંદા (4134-55) હતું.

તે આશરે 1200 વર્ષ સુધી અસ્તિત્વમાં હતું. આ વિશ્વવિદ્યાલયો મુઘલ આક્રમણથી નષ્ટ થયાં. તેમાં રસશાસ્ત્ર અને ધાતુવિદ્યાનું પણ શિક્ષણ અપાતું. ત્રીજું વિશ્વવિદ્યાલય પાલ રાજાના સંરક્ષણમાં વિક્રમશીલા(ભાગલપુર-બિહાર)માં હતું. કાશીમાં શલ્યપ્રધાન આયુર્વેદ વિદ્યાપીઠ હતી. તેમાં કાશીપતિ દિવોદાસ કુલપતિ તરીકે હતા. તે ધન્વંતરિ નામથી પ્રસિદ્ધ છે.

મહાવિદ્યાલય-પદ્ધતિ : બ્રિટિશ શાસન દરમિયાન 1907માં શંકર દાજી શાસ્ત્રીના અધ્યક્ષપદે અખિલ ભારતીય આયુર્વેદ મહાસંમેલનની સ્થાપના થઈ. 1908માં આયુર્વેદ વિદ્યાપીઠની સ્થાપના થઈ અને તેણે વિધિસર પરીક્ષાઓ 1912માં લીધી. 1916 મહારાષ્ટ્ર)માં આયુર્વેદ કૉલેજ સ્થપાઈ.

1908માં મૈસૂરના મહારાજાએ આયુર્વેદ કૉલેજની સ્થાપના કરી. કેરળમાં તિરુઅનન્તપુરના રાજાએ પણ સરકારી આયુર્વેદ કૉલેજ સ્થાપી. 1916માં ગુરુકુલ આયુર્વેદ કૉલેજ કાંગડીમાં, 1920માં તિલક આયુર્વેદ મહાવિદ્યાલય પુણેમાં, 1921માં તિબ્બિયા મેડિકલ ઍન્ડ આયુર્વેદ કૉલેજ દિલ્હીમાં (જેનું ઉદ્ઘાટન મહાત્મા ગાંધીએ કર્યું હતું)

અને 1925માં રાજકીય સ્કૂલ ઑવ્ ઇન્ડિયન મેડિસિન, ચેન્નાઈમાં એમ અનેક સંસ્થાઓ અસ્તિત્વમાં આવી 1965 જયપુરમાં મહારાજા રામસિંહે સ્થાપેલી સંસ્કૃત કૉલેજમાં આયુર્વેદનું અધ્યયન ચાલતું હતું. મદનમોહન માલવીયજી દ્વારા પ્રસ્થાપિત કાશી હિંદુ વિશ્વવિદ્યાલયમાં 1927માં આયુર્વેદ કૉલેજની વિધિસર સ્થાપના થઈ.

1926માં લખનૌમાં 'ભારતીય ચિકિત્સા પરિષદ' ભરાઈ. 1939માં વિધિપૂર્વક ઇન્ડિયન મેડિસિન ઍક્ટ પસાર થયો. 1954માં રાજકીય આયુર્વેદ કૉલેજ લખનૌમાં સ્થપાઈ.

1947 પછી દેશમાં અનેક આયુર્વેદ કૉલેજોની સ્થાપના થઈ. 2020 સુધીમાં સ્નાતકનો અભ્યાસ ચલાવતી કૉલેજોની સંખ્યા 250 જેટલી છે. 2014 પછી આયુષ મંત્રાલયની શરૂઆત થઈ છે, જેના મારફત આયુર્વેદ, યોગ, નેચરોપથી, યુનાની, સિદ્ધ અને હોમિયોપથીનો વિકાસ કરવાનું ધ્યેય છે. એ માટે 1500 કરોડ રૂપિયાનું બજેટ ફાળવાયું હતું.

સરકારના આંકડા પ્રમાણે 2015માં દેશભરમાં આયુર્વેદ અને હોમિયોપથીની પ્રૅક્ટિસ કરતા નિષ્ણાતોની સંખ્યા આઠથી 10 લાખની છે. 'આયુષ' દવાઓનું માર્કેટ 3 અબજ ડૉલરે પહોંચ્યું છે. આયુષની 40 કરોડ ડૉલરની દવા-ચીજવસ્તુઓની નિકાસ થાય છે.

ગુજરાતમાં સર્વપ્રથમ આયુર્વેદ કૉલેજ 1923માં પાટણમાં સ્થપાઈ. સૂરતમાં 1924માં, નડિયાદમાં 1938માં અને જામનગરમાં 1946માં આયુર્વેદ કૉલેજ થઈ. આયુર્વેદમાં સ્નાતકોત્તર શિક્ષણ સર્વપ્રથમ 1936માં જામનગરમાં શરૂ થયું. તે પછી 1963માં સ્નાતકોત્તર શિક્ષણનો બીજે પ્રારંભ થયો. ભારતભરમાં સર્વપ્રથમ આયુર્વેદ યુનિવર્સિટી જામનગરમાં 1967માં સ્થપાઈ. ગુજરાતમાં આયુર્વેદ-શિક્ષણની બધી પ્રવૃત્તિઓ આ યુનિવર્સિટી ચલાવે છે.

1970માં ભારત સરકારે સંસદમાં 'ઇન્ડિયન મેડિસિન સેન્ટ્રલ કાઉન્સિલ ઍક્ટ' પસાર કર્યો. અને 'ભારતીય ચિકિત્સા પરિષદ'ની સ્થાપના કરવામાં આવી. આ પરિષદ આયુર્વેદના શિક્ષણ અને વ્યવસાયનું નિયમન કરે છે. કેન્દ્રીય પરિષદના પ્રથમ અધ્યક્ષ સ્વ. પં. શિવશર્મા અને આયુર્વેદ સમિતિના પ્રથમ અધ્યક્ષ કવિરાજ આશુતોષ મજુમદાર રહ્યા હતા.

આયુર્વેદ શિક્ષણપદ્ધતિ : એમાં સતત ફેરફાર થતા રહ્યા. પ્રાચીન કાલમાં સંહિતાપદ્ધતિ અસ્તિત્વમાં હતી અને વિદ્યાર્થીઓ ચરક, સુશ્રુત, કશ્યપ, વાગ્ભટ્ટ વગેરેની સંહિતાઓમાંથી પાઠ લેતા. ક્રમશ: એક પછી એક અધ્યાય દ્વારા અધ્યયન કરવામાં આવતું હતું. કાયચિકિત્સાપ્રધાન ગુરુઓ ચરકસંહિતા, શલ્યશાસ્ત્રપ્રધાન ગુરુઓ સુશ્રુતસંહિતા અને બાલરોગપ્રધાન ગુરુઓ કાશ્યપસંહિતાનું અધ્યયન કરાવતા.

સમય જતાં સંહિતાપ્રધાન પ્રણાલિકાને બદલે વિષયપ્રધાન પદ્ધતિ અસ્તિત્વમાં આવી. આયુર્વેદ કૉલેજોની સ્થાપના થતાં સંહિતા-પ્રધાન શિક્ષણ લુપ્ત થયું. હાલ મેડિકલ કૉલેજોની માફક શરીરરચના, શરીરક્રિયાવિજ્ઞાન, રોગવિજ્ઞાન, ચિકિત્સાવિજ્ઞાન, પદાર્થવિજ્ઞાન, રસશાસ્ત્ર, દ્રવ્યગુણશાસ્ત્ર, સ્ત્રીરોગવિજ્ઞાન, પ્રસૂતિવિજ્ઞાન, કૌમારભૃત્ય, વિષતંત્ર, પંચકર્મવિજ્ઞાન વગેરે વિષયોના આધાર પર શિક્ષણ આપવામાં આવે છે.

જોકે આ પાઠ્યક્રમમાં ચરક, સુશ્રુત, અષ્ટાંગહૃદય વગેરે સંહિતાઓ પણ નિયત થાય છે. દરેક કૉલેજમાં પોતાની હૉસ્પિટલ હોય છે જ્યાં ચિકિત્સાવિષયસંબંધી પ્રત્યક્ષ જ્ઞાન વિદ્યાર્થીઓને અધ્યાપકો દ્વારા મળે છે. તેમાં ફાર્મસી વિભાગ દ્વારા રસશાસ્ત્ર અને ઔષધનિર્માણનું પ્રથમ જ્ઞાન અપાય છે. દરેક કૉલેજમાં દ્રવ્યગુણ માટે મ્યુઝિયમ તેમજ પ્રત્યક્ષ નિદર્શનની વ્યવસ્થા હોય છે. લૅબોરેટરી, એક્સ-રે વિભાગ તથા શલ્યવિભાગમાં તે તે વિષયોનું જ્ઞાન આપવામાં આવે છે.

શુદ્ધ-મિશ્ર પદ્ધતિઓ : કૉલેજોમાં વિષયપ્રધાન પ્રણાલીનો આરંભ થતાં તેમાં આધુનિક વૈદકશાસ્ત્રના વિષયો પણ ભણાવવાનું શરૂ કરવામાં આવેલું. આચાર્ય ગણનાથ સેન, આચાર્ય યાદવજી ત્રિકમજી અને કૅપ્ટન શ્રીનિવાસ મૂર્તિ મિશ્રપદ્ધતિના પુરસ્કર્તા હતા. એમની માન્યતા મુજબ આયુર્વેદના વિષયોની સાથે ઍલોપથીના વિષયો પણ સમાંતર ભણાવવા જોઈએ.

આ કૉલેજમાં ઇન્ટર સાયન્સ પછી પ્રવેશ અપાતો. સમય જતાં આધુનિક વિજ્ઞાનનું પ્રમાણ વધી ગયું. આયુર્વેદના વિદ્યાર્થીઓ ઍલોપથીના ડૉક્ટરોનો સમાન અધિકાર માગવા લાગ્યા. સમાધાન ન થતાં 1960માં સર્વપ્રથમ કાશીની કૉલેજ બંધ થઈ. 1952માં

મુંબઈમાં સરકારે શુદ્ધ આયુર્વેદ પાઠ્યક્રમનો પ્રારંભ કર્યો. 1958માં ભારત સરકારે નિયુક્ત કરેલ ઉડ્ડપા સમિતિએ પણ આ અભ્યાસક્રમની ભલામણ કરી.

1960માં ભારત સરકારના યોજનામંત્રી ગુલઝારીલાલ નંદાના અધ્યક્ષપદે આ સમિતિએ શુદ્ધ આયુર્વેદનો ચાર વર્ષનો અભ્યાસક્રમ ડિપ્લોમા માટે સૂચવ્યો. 1962માં મહાબળેશ્વરમાં કેન્દ્રીય સ્વાસ્થ્ય પરિષદની સભા થઈ અને તેમાં શુદ્ધ આયુર્વેદના પાઠ્યક્રમનો નિર્ણય લેવાયો.

1963ના જાન્યુઆરીની પહેલી તારીખે ગુજરાતના તે વખતના આરોગ્યમંત્રી સ્વ. મોહનલાલ વ્યાસની અધ્યક્ષતામાં આયુર્વેદ સમિતિની સ્થાપના થઈ. પં. શિવશર્માના માર્ગદર્શન નીચે સમિતિએ આયુર્વેદનો પાઠ્યક્રમ બનાવ્યો અને ભારત સરકારને પ્રસ્તુત કર્યો. સરકારે બધાં રાજ્યોને તે મોકલી આપેલો.

તે શિક્ષણક્રમના પુરસ્કર્તામાં પં. શિવશર્મા ઉપરાંત પં. હરિદત્ત શાસ્ત્રી, ગુલઝારીલાલ નંદા, મોરારજી દેસાઈ વગેરે હતા. આ ડિપ્લોમા પાઠ્યક્રમને સફળતા ન મળી. ત્યારબાદ કેન્દ્રીય ચિકિત્સા પરિષદે બી. એ. એમ. એસ.નો પાંચ વર્ષનો ડિગ્રી પાઠ્યક્રમ તજજ્ઞ સમિતિ મારફત તૈયાર કરાવ્યો.

તેમાં આયુર્વેદના વિષયો વિસ્તારથી ભણાવવામાં આવે છે. સાથે આધુનિક વિજ્ઞાનનું શિક્ષણ પણ અપાય છે. હાલ સમગ્ર ભારતમાં આ અભ્યાસક્રમ ચાલુ છે.

આ રીતે આયુર્વેદના શિક્ષણક્ષેત્રે નીચે પ્રમાણે પરિવર્તનો થયાં :

સંહિતાયુગ (અતિ પ્રાચીન સમય)

અષ્ટાંગયુગ (1900 થી 1925)

સંધિયુગ (1925 થી 1935)

મિશ્રયુગ (1935 થી 1945)

સમન્વયયુગ (1945 થી 1955)

શુદ્ધ યુગ (1955 થી 1965)

રચનાત્મક યુગ (1965 થી 1975)

ગુજરાતમાં સ્નાતકોત્તર પ્રશિક્ષણનું કેન્દ્ર ગુજરાત આયુર્વેદ યુનિવર્સિટીના અંતર્ગત કાર્ય કરે છે. બીજું અનુસ્નાતક કેન્દ્ર કાશીમાં છે. ઉપરાંત અનેક કૉલેજોમાં એક એક વિભાગમાં સ્નાતકોત્તર શિક્ષણની વ્યવસ્થા કરવામાં આવી છે. અમદાવાદમાં અખંડાનંદ સરકારી આયુર્વેદ મહાવિદ્યાલયમાં 'કાયચિકિત્સા' માટે અનુસ્નાતક કેન્દ્ર છે. અનુસ્નાતક અભ્યાસ ત્રણ વર્ષનો હોય છે. બી.એ.એમ.એસ. પાસ થયેલા આ અભ્યાસક્રમના વિદ્યાર્થીઓને શિષ્યવૃત્તિ આપવામાં આવે છે.

આયુર્વેદ વિભાગમાં આયુર્વેદ નર્સિંગ કૉર્સ પણ ગુજરાતમાં ચાલે છે. વિજ્ઞાન અને સંસ્કૃત સાથે 12મું ધોરણ પાસ કરનારને તેમાં પ્રવેશ મળે છે. તેમાં દર વર્ષે 10 વિદ્યાર્થિનીઓ લેવામાં આવે છે. તેમને શિષ્યવૃત્તિ અપાય છે. ગુજરાતમાં આયુર્વેદ કમ્પાઉન્ડરનો ટ્રેનિંગ કૉર્સ પણ ચાલે છે.. અભ્યાસક્રમ એક વર્ષનો હોય છે.

ભારતના અન્ય પ્રાંતો કરતાં ગુજરાતે આયુર્વેદના ક્ષેત્રમાં નોંધપાત્ર વિકાસ કર્યો છે એમ મનાય છે.

શૈક્ષણિક સંસ્થાઓ : ગુજરાતના જામનગરમાં ભારતની સર્વપ્રથમ આયુર્વેદ યુનિવર્સિટી 1967માં સ્થપાયા બાદ હાલમાં ગુજરાતમાં 24 આયુર્વેદિક મહાવિધ્યાલયો તેની સાથે સંલગ્ન છે.

માહિતીસંદર્ભ : 'આયુષ' સંસ્થા – દિલ્હી.એક નજર આ તરફ - હર્ષલ પુષ્કર્ણા,ગુજરાતી વિશ્વકોશ .આયુર્વેદ-ભારતીય-ચિકિત્સા, વિવિધ અખબારી અહેવાલ , વિકિપીડિયા